# SUPPLÉMENT

# AU MÉMOIRE

SUR

# DE NOUVEAUX INSTRUMENS

PROPRES A FACILITER

## LA LIGATURE DES POLYPES

DU NEZ ET DE LA GORGE;

### Par A. Félix HATIN,

MEMBRE DE PLUSIEURS SOCIÉTÉS SAVANTES, MÉDECIN DU BUREAU DE CHARITÉ
DU IX° ARRONDISSEMENT.

> Homo sum et humani à me nihil
> alienum puto.
>
> TÉRENCE.

PARIS,

CHEZ L'AUTEUR, RUE DE BOSSUET, N° 2,
Et dans toutes les librairies médicales de Paris.

1830.

# SUPPLÉMENT

# AU MÉMOIRE

SUR

# DE NOUVEAUX INSTRUMENS.

IMP. DE WARIN-THIERRY ET FILS.

# SUPPLÉMENT
## AU MÉMOIRE

SUR

# DE NOUVEAUX INSTRUMENS

PROPRES A FACILITER

## LA LIGATURE DES POLYPES

DU NEZ ET DE LA GORGE;

Par A. Félix HATIN,

MEMBRE DE PLUSIEURS SOCIÉTÉS SAVANTES, MÉDECIN DU BUREAU DE CHARITÉ
DU IX<sup>e</sup> ARRONDISSEMENT.

Homo sum et humani à me nihil
alienum puto.
TÉRENCE.

PARIS,

CHEZ L'AUTEUR, RUE DE BOSSUET, N° 2,
Et dans toutes les librairies médicales de Paris.

1830.

# SUPPLÉMENT

## AU MÉMOIRE

SUR

## DE NOUVEAUX INSTRUMENS

PROPRES A FACILITER

## LA LIGATURE DES POLYPES

DU NEZ ET DE LA GORGE.

DEPUIS la publication de mon Mémoire, j'ai modifié les instrumens qui en font le sujet, et de nouvelles observations sont venues sanctionner leur efficacité. Ces observations et ces modifications seront l'objet de ce nouveau Mémoire. Cependant, pour être aussi bref que possible, je m'abstiendrai, en parlant des dernières, de les décrire minutieusement. L'instrument perfectionné, comparé à celui qui l'a précédé, parlera plus clairement que tout ce que je pourrais dire pour me faire comprendre. Je me réserve seulement d'établir les raisons de ces modifications, et les avantages qu'elles procurent.

*Modifications du conducteur à plusieurs branches.*

Dès les premières opérations que je fis je m'aperçus que la nécessité d'introduire le doigt dans la gorge pour conduire la ligature le long de la face inférieure du conducteur, était une chose fort incommode au patient, et non sans difficulté pour l'opérateur, surtout quand la ligature était de soie ou de chanvre.

Je fis en conséquence ajouter à la face inférieure du conducteur les deux crochets mobiles qu'on y remarque actuellement. Ils peuvent être aisément conduits depuis un pouce environ avant la naissance de la courbure jusqu'au bout de la partie verticale de l'instrument.

Il est aisé de concevoir leur utilité. La ligature tirée par le nez chemine le long de la face inférieure du conducteur, tant que son anse n'est point arrivée au voisinage du voile du palais; mais à mesure qu'elle en approche, la traction, qui devient directe de bas en haut, ne tend plus à lui faire parcourir la courbure du conducteur. C'est alors qu'en faisant marcher les crochets à l'aide de la tige qui dépasse l'extrémité labiale de l'instrument, on rencontre nécessairement la ligature, et qu'on l'amène jusqu'à l'extrémité pharyngienne de ce dernier.

Cette modification ajoute singulièrement à la briéveté, et surtout à la facilité de l'opération. Elle laisse cependant à l'instrument une grande simplicité, sinon dans son exécution, ce qui ne regarde que le mécanicien, au moins dans la manière de le faire agir, ce qui est tout pour l'opérateur.

La vis qui traverse l'extrémité labiale du conducteur a été aussi l'objet d'une nouvelle modification.

En faisant tourner le bouton du conducteur représenté dans mon premier Mémoire, fig. 2 et 3, lettre D, une des branches s'écartait seule, et l'autre ne commençait à marcher que lorsque la première avait rencontré la pointe de la traverse qui borne son écartement. (*Voyez* fig. 2 et 3, lettres FF.) J'ai cru que c'était un inconvénient, et j'y ai remédié, comme on peut le voir dans le conducteur n° 2, d'abord en allongeant jusqu'au niveau des branches la tige fondamentale de l'instrument, en faisant disposer l'extrémité en croissant, de manière à recevoir la partie moyenne de la vis, et enfin, en donnant aux pas de celle-ci une direction contraire à droite et à gauche.

Une troisième et dernière modification, qui ne regarde d'ailleurs que l'économie, consiste à faire monter l'instrument à vis, de sorte que chacune de ses parties peut être séparée des autres, et nettoyée exactement, chose qui était extrêmement difficile à faire auparavant, et qui nécessitait de recourir au coutelier après chaque opération.

### *Modifications du serre-nœud.*

Le serre-nœud n° 3 diffère de celui représenté dans mon Mémoire (fig. 6 et 8), d'abord en ce qu'il est formé de deux parties qui se séparent à volonté, puis en ce que le valet, au lieu d'être soulevé par une vis qui traverse la branche horizontale du serre-nœud (*voyez* fig. 8, J), est disposé en bascule, de sorte qu'en appuyant sur son extrémité postérieure, on soulève celle qui appuie sur les dents de la poulie.

On obtenait le même résultat par l'autre procédé, mais avec moins de promptitude et de facilité ; et d'ailleurs la vis ajoutait au volume et au poids de la partie du serre-nœud qui devait dépasser les narines.

( 8 )

La gorge de la poulie étant de quelques lignes au-dessus du niveau de la face supérieure de la branche du serre-nœud (fig. 8), le fil, au lieu de longer cette face, s'en éloignait, frottait contre l'aile du nez, et la coupait.

Averti de ce fait par deux expériences successives, je crus devoir y remédier, car cette imperfection causait au malade une douleur tout-à-fait inutile. Je fis en conséquence creuser l'intervalle qui sépare les supports de l'axe de la poulie, et j'obtins ainsi, que la gorge de cette dernière se trouvât assez bas pour forcer le fil à suivre exactement la face supérieure de la branche du serre-nœud.

Les instrumens que je fis connaître dans mon Mémoire étaient destinés aux polypes de la base du crâne; et à ce titre le serre-nœud à branche coudée convenait dans la plupart des cas. Plus tard je m'aperçus que mon conducteur pouvait également convenir et aux polypes qui, nés des régions supérieures des fosses nasales, faisaient saillie dans l'arrière bouche, et à ceux qui provenaient de la paroi postérieure du pharynx, et à ceux enfin dont l'origine était au voile du palais. Je vis que le seul changement à faire portait sur les branches du serre-nœud, et alors j'en fis faire de droites de plusieurs dimensions, et percées toutes à leur extrémité pharyngienne, mais les unes de bas en haut, les autres d'arrière en avant (*voyez* fig. 4, 5, 6).

Afin d'éviter de faire autant de serre-nœuds que de branches, je m'arrangeai de manière à ce que toutes ces différentes branches pussent s'accommoder au même. J'obtins ce résultat à l'aide d'un mécanisme bien simple.

La tige du serre-nœud fut taraudée d'un pas de vis dans son épaisseur, et chacune des branches fut armée d'une vis susceptible de s'y adapter.

Telles sont les diverses modifications que j'ai faites aux instrumens décrits dans mon premier Mémoire. Il me reste maintenant à parler de quelques autres instrumens dont je n'ai encore donné la description nulle part.

Les différens conducteurs décrits jusqu'alors ne pourraient servir à la ligature des polypes qui naissent des parois latérales du pharynx; j'ai donc cru devoir, pour compléter cette partie instrumentale de la chirurgie, chercher un nouveau procédé.

L'instrument n° 7 est celui que j'ai cru le plus propre à faciliter la ligature des polypes des côtés du pharynx; cependant j'avoue n'avoir eu encore aucune occasion de m'en servir.

Il consiste en une tige aplatie, mais creuse, terminée à l'une de ses extrémités par une plaque qui dépasse son bord gauche de sept ou huit lignes.

Derrière cette plaque il s'en trouve une seconde mobile, et pouvant, à l'aide du ressort qui traverse le canal de la tige, être poussée de manière à augmenter de presque toute sa hauteur le diamètre vertical de la première.

Au bord gauche de la tige creuse se trouve une autre tige beaucoup plus petite, arrondie, pleine, et du volume d'un stylet ordinaire. Elle longe le bord de la première tige, et se prolonge derrière les plaques qui la terminent, en suivant exactement leur courbure. Cette extrémité recourbée ne présente qu'un tout petit crochet destiné à frotter sur ces plaques, et à présenter en même temps assez de hauteur pour rencontrer sûrement dans sa marche le fil qu'il est destiné à faire tomber sur le polype. Son autre extrémité est recourbée à angle droit, mais transversalement, et à gauche.

Cette petite tige n'est fixée à la première que par deux tenons dans lesquels même elle peut exécuter un mouvement de rotation.

La manière de se servir de cet instrument est des plus simples.

L'anse de la ligature est placée de manière à parcourir le dos de la plaque pharyngienne de l'instrument, et à reposer sur ses bords supérieur et inférieur, au côté gauche du crochet qui termine la tige arrondie.

L'instrument ainsi garni est conduit dans le pharynx, appliqué contre sa paroi postérieure, puis insinué derrière le polype. Si celui-ci est très-volumineux, on peut donner à l'anse de la ligature une dimension convenable, en faisant sortir la seconde plaque de l'instrument.

Cela fait, on appuie sur la courbure à angle droit de la tige arrondie, et on communique ainsi à son autre extrémité un mouvement demi-circulaire. Le fil entraîné par le crochet, abandonne l'instrument, et tombe sur le pédicule du polype.

L'instrument n° 8 n'est qu'un serre-nœud à branche coudée, mais dont les dimensions sont plus petites. Il a été fait exprès pour une dame à qui le volume de l'autre paraissait trop considérable.

L'instrument n° 9 est une pince à polype, dont je fis diminuer l'épaisseur au point de rendre les branches flexibles à volonté.

Cette pince me servit à passer une ligature autour du pé**...** de la dame en question. Voici quel était le cas.

Le polype naissait de la partie supérieure de la fosse nasale droite, et se bornait à la partie postérieure de cette cavité, qu'il remplissait.

Je passai un fil de soie dans le trou qui se trouve à l'extrémité de chacune des branches de la pince, et j'en ramenai les bouts vers les anneaux.

Cela fait, j'introduisis la pince fermée au-dessous du polype, et jusqu'à ce que son extrémité l'eût un peu dépassée.

J'ouvris alors les branches de la pince de manière à permettre au polype de s'engager entre elles. J'abaissai la main, et j'exhaussai de cette façon, autant que possible, l'extrémité de la pince chargée de la ligature. J'attirai ensuite à moi, et ce mouvement eut pour résultat d'amener en avant du polype les branches de la pince, tout en laissant le fil sur le pédicule de la tumeur. Je les dégageai alors entièrement, et je me servis du serre-nœud n° 8 pour étreindre le polype. Il tomba le troisième jour.

### IIIᵉ EXPÉRIENCE PUBLIQUE.

Le nommé ***, âgé de 60 ans environ, entra à l'Hôtel-Dieu dans le courant du mois de juin 1829, pour y être traité d'un polype de la base du crâne.

La tumeur remplissait la presque totalité du pharynx, mais n'avait contracté d'adhérence avec aucune de ses parois. Elle était fibreuse, mais dans quelques points déjà passée à l'état carcinomateux; c'est au moins ce qu'on en pouvait induire de la facilité avec laquelle le polype saignait, et de la mollesse et de la friabilité de son tissu.

Les narines postérieures étaient complètement bouchées par la tumeur, car l'air ne pouvait les traverser. La voix avait le ton rauque et nasillard que lui donne l'occlusion des fosses nasales.

M. *Dupuytren*, dans le service duquel se trouvait le malade, se rappela les premiers essais qu'il m'avait lui-même donné l'occasion de tenter, crut que mon procédé était parfaitement approprié au cas de ce malade, et me proposa de l'opérer. J'acceptai, et le malade descendu à l'amphithéâtre, j'entrepris l'opération, en me comportant comme je l'ai dit déjà dans mon Mémoire, et dès la première tentative, le polype fut embrassé par la ligature. Je l'étreignis à l'aide de mon serre-nœud à branche coudée, et le troisième jour il tomba. On ne le retrouva pas, mais le malade crut avoir avalé quelque chose qui lui était tombé dans la gorge.

Quoi qu'il en soit, le polype n'existait plus dans le pharynx, et je puis ici invoquer le témoignage de M. *Dupuytren*, qui explora la gorge de cet individu, avant et après la chute de la tumeur. D'ailleurs les narines étaient devenues libres, et l'air les franchissait avec grande facilité.

Il ne pouvait donc y avoir de doute ; le polype avait été coupé par la ligature, et le malade en était débarrassé.

## IVᵉ EXPÉRIENCE PUBLIQUE.

Au nᵒ 1 de la salle Sainte-Agnès de l'Hôtel-Dieu, se trouve actuellement encore (29 décembre) un jeune homme affecté d'un énorme polype, qui, né de la base

du crâne, descend verticalement dans le pharynx presque au niveau du bord libre du voile du palais.

Ce polype avait des embranchemens en deux sens. Un
de ceux-ci, né du corps même du polype, pénétrant dans
la fosse nasale droite, la remplit, déjette même à gauche
la paroi interne, et enfin franchit la narine antérieure,
et fait une saillie de plus d'un pouce en dehors.

L'autre embranchement naît de la paroi latérale droite
du pharynx, pénètre dans la fosse zygomatique, con-
tourne le maxillaire supérieur, et fait, sous la joue qu'il
soulève, une saillie considérable.

Un polype avec de telles complications est un mal
contre lequel il vaut mieux employer un remède douteux
que de l'abandonner à lui-même.

Le malade est jeune et dans la force de l'âge ( 25 ans
environ ). Il a droit d'attendre encore de longues années,
et son mal le condamne à une mort prochaine, si on ne
l'arrête dans ses progrès. Telles sont les considérations
qui m'ont déterminé à agir malgré toutes les difficultés
qu'un tel cas présentait.

Après un mûr examen de la tumeur, et des moyens
que je possédais de l'attaquer par la ligature, j'adoptai
le plan suivant.

1er TEMPS. Attaquer d'abord l'embranchement qui remplit la fosse nasale.

2e TEMPS. Celle-ci devenue libre, lier, par mon procédé ordinaire, le corps du polype lui-même.

3e TEMPS. En détruire jusqu'aux derniers vestiges, à
l'aide d'un caustique.

4ᵉ TEMPS. Enfin, inciser la peau qui recouvre l'embranchement zygomatique, le mettre à nu, et l'arracher, chose, je crois, d'autant plus facile à faire, que la racine sera détruite préalablement.

Au moment où j'écris ces lignes (27 décembre), le premier temps de l'opération a déjà été exécuté avec un plein succès, et de la manière suivante, toujours en présence de M. *Dupuytren* et de nombreux auditeurs.

J'introduisis une sonde de gomme élastique au côté interne de l'embranchement nasal du polype, et je fus en chercher dans le pharynx l'extrémité, que je ramenai par la bouche. J'y fixai les deux extrémités d'un fil d'argent long de deux pieds au moins, et je les amenai par le nez.

Je séparai alors ces deux fils ; j'en laissai un au côté interne du polype, et je fis passer l'autre à son côté externe, de la manière suivante :

Je passai ce fil dans le trou qui termine la plus longue des branches droites de mon serre-nœud ; j'insinuai cette branche au côté interne du polype, et, avec le doigt indicateur de la main gauche, j'allai dans le pharynx en toucher l'extrémité. Alors, par un mouvement simultané de la main droite, qui tenait le serre-nœud, et du doigt indicateur gauche, qui en assujettissait la branche, je contournai le polype en passant au-dessous de lui, et j'amenai ainsi à son côté externe le serre-nœud et le fil, qui étaient auparavant à son côté interne. Je retirai le premier, en ayant soin d'élever autant que possible l'extrémité trouée de la branche droite.

Cela fait , je passai les deux bouts du fil d'argent dans le trou de la branche du serre-nœud dont nous venons de parler, et je l'insinuai elle-même au-dessus du polype, en la dirigeant vers la partie supérieure des fosses nasales.

Cette branche enfoncée aussi profondément que possible, je n'eus plus qu'à la tirer sur les extrémités du fil. L'anse, encore située dans la bouche, commença à cheminer alors, et arriva bientôt, en passant entre le voile du palais et le corps du polype, autour de son prolongement nasal. La résistance que j'éprouvai m'avertit de ce moment. Je passai le bout du fil d'argent dans le trou qui traverse la poulie du serre-nœud; je fis faire à cette dernière quelques tours, et j'étreignis ainsi la partie embrassée par la ligature.

Celle-ci, bien que de fil d'argent, cassa quarante-huit heures après l'opération, et au moment où je la serrais pour la quatrième fois; mais son action avait aux trois quarts coupé le polype, et il suffit de quelques tractions pour avoir ce dernier.

Cet embranchement, mesuré avec exactitude après l'opération, avait une longueur totale de deux pouces huit lignes; la portion excédant la narine avait treize lignes de long et deux pouces trois lignes de circonférence. La portion comprise dans la fosse nasale, avait en conséquence dix-neuf lignes de long; sa plus grande circonférence était de trois pouces trois lignes.

Tout cet embranchement était noir et fétide. La seule partie intérieure rompue par les tractions, conservait une teinte de vie.

Le malade, fatigué de l'air de l'hôpital, a voulu revoir son pays natal avant de passer aux autres temps de l'opération, voilà pourquoi son histoire est incomplète.

*N.B.* Pour plus de détails, nous renvoyons au Mémoire publié l'année dernière, sur de nouveaux instrumens propres à faciliter la ligature des polypes qui naissent de la base du crâne, qui se trouve dans toutes les librairies médicales de Paris. C'est à ce Mémoire que se rapportent les renvois indiqués dans ce Supplément.

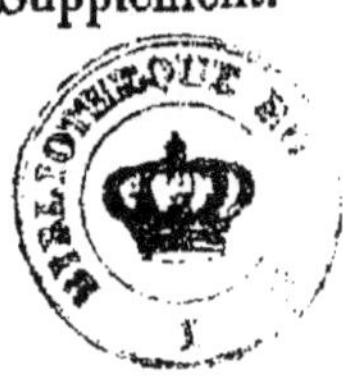

FIN DU SUPPLÉMENT.

www.ingramcontent.com/pod-product-compliance
Lightning Source LLC
LaVergne TN
LVHW021909180726
843502LV00008B/2971